Hospital Infantil Napoleón Franco Pareja
Unidad de Cuidado Intensivo Doña Pilar

Plan Maestro de Desarrollo Hospitalario

Tomo III: MODELO OPERACIONAL

Autores:
Julio Mario Orozco Africano, MD, MSc
David Scott Jervis Jalabe, MD, MSc

Orozco Jervis Consultoría

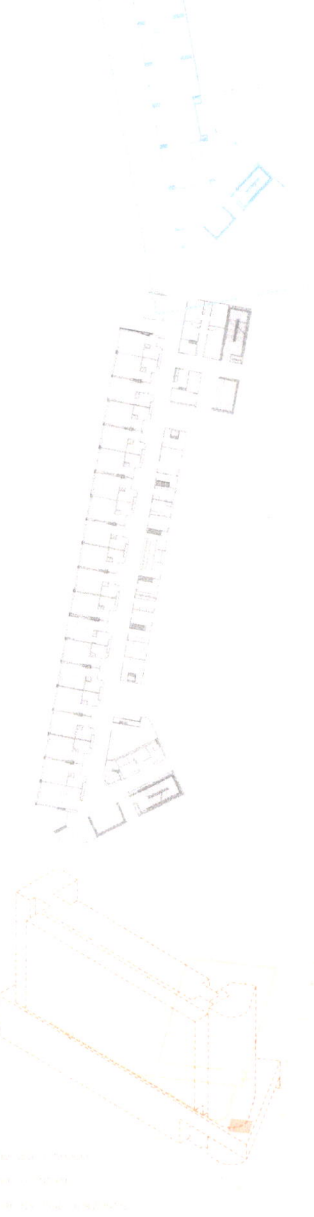

©RenaSER Editores, 2016
2ª edición
ISBN-13: 978-1546864011
ISBN-10: 1546864016
Impreso en Colombia / *Printed in Colombia*
RenaSER Editores

Dr. Jaime Trucco Lemaitre
Presidente

Dr. Rodrigo de Vivero Camacho
Vicepresidente

Dr. Germán Sierra Navarro
Vocal

Dra. María Pía Mogollón Pupo
Vocal

Dra. Beatriz Román Piñeres
Vocal

Dr. Mauricio Cavelier Martínez
Vocal

Dra. Teresa Zureck Román
Vocal

Dr. Antonio Pretelt Emiliani
Vocal

Dr. Camilo Caviedes Hoyos
Vocal

Lic. Hna. Lucero Giraldo Urrea
Vocal

Dr. Luis Percy Vergara
Director

Dr. Hernando Pinzón Redondo
Subdirector de Servicios Médicos

Luis Fernando Arango
Subdirector administrativa y financiera

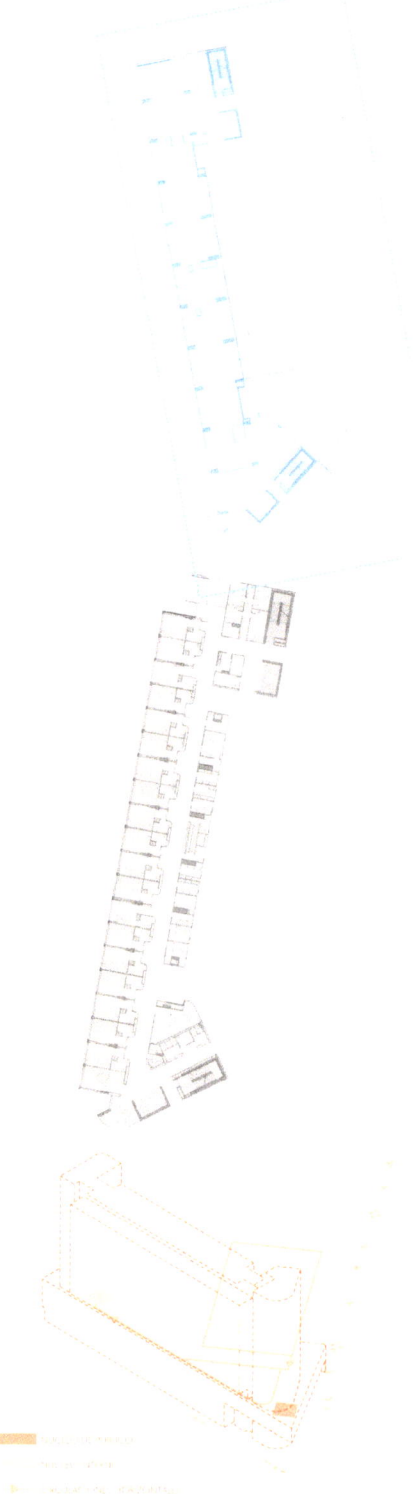

Índice

1 Presentación 15
2 Introducción 17
   2.1 Formulación del problema 17
   2.2 Objetivos 17
      2.2.1 Objetivo General 17
      2.2.2 Objetivos específicos 17
      2.2.3 Metodología 18
3 Mapa de Procesos 19
   3.1 Macroprocesos 19
   3.2 Procesos y subprocesos 20
   3.3 Macroproceso de Dirección Estratégica 22
   3.4 Macroproceso de Gestión de Servicios 24
   3.5 Macroproceso de Gestión de Recursos 27
4 Modelo Organizacional 31
   4.1 Modelo de dirección 31
   4.2 Modelo de planeación, evaluación y control .. 33
      4.2.1 Fase de Formulación 35
      4.2.2 Fase de Despliegue 38
      4.2.3 Fase de Seguimiento 38
      4.2.4 Fase de Ajuste o Mejoramiento 40
   4.3 Modelo de gestión de la calidad 41
   4.4 Modelo de Gestión de Servicios 47

4.5   Modelo de Gestión de Docencia, Servicios e Investigación 53
    4.5.1   Plataforma estratégica CID 53
    4.5.2   Visión del CID 54
    4.5.3   Misión del CID 54
    4.5.4   Estrategias del CID 55
4.6   Modelo de Gestión Administrativa 56
4.7   Modelo de Gestión Financiera 57

5   Plan de cargos 59
5.1   Estructura Orgánica del Hospital 59
5.2   Planta de personal administrativo 61
5.3   Planta de personal asistencial 64
5.4   Estructura Salarial 65

6   Conclusiones y recomendaciones 68
6.1   Conclusiones 68
6.2   Recomendaciones 70

Índice de Tablas

Tabla 1. Relación de macroprocesos, procesos y subprocesos para el modelo operacional HINFP, Cartagena, 2016. 20

Tabla 2. Procesos y Subprocesos del Macroproceso de Gestión de Dirección Estratégica del HINFP, Cartagena, 2016 23

Tabla 3. Procesos y Subprocesos del Macroproceso de Gestión de Servicios del HINFP, Cartagena, 2016 25

Tabla 4. Procesos y subprocesos del Macroproceso de Gestión de Recursos, HINFP, Cartagena, 2016 28

Tabla 5. Procesos y subprocesos del Macroproceso de Gestión de Recursos, HINFP, Cartagena, 2016 29

Tabla 6. Niveles de planeación con sus respectivos componentes y responsables, HINFP, Cartagena, 2016 37

Tabla 7. Modelo de despliegue de la planeación en la institución, HINFP, Cartagena, 2016 37

Tabla 8. Productos del sistema de planeación, HINFP, Cartagena, 2016 38

Tabla 9. Modelo de evaluación y control, HINFP, Cartagena, 2016 39

Tabla 10. Tipos de liderazgo y su despliegue en la estrategia, HINFP, Cartagena, 2016 40

Tabla 11. Procesos y subprocesos del Macroproceso de Gestión de Recursos, HINFP, Cartagena, 2016 56

Tabla 12. Procesos y subprocesos del Macroproceso de Gestión de Recursos, HINFP, Cartagena, 2016 57

Tabla 13. Despliegue de la estructura organizacional del hospital en Unidades Funcionales y Dependencias. HINFP, Cartagena, 2016 59

Tabla 14. Planta de personal administrativo, desagregado por tipo de vinculación. HINFP, Cartagena, 2016 61

Tabla 15. Planta de personal asistencial (clínico), desagregado por tipo de vinculación. HINFP, Cartagena, 2016. 64

Tabla 16. Costo de la nómina de personal, por Empresa y tipo de personal. HINFP, Cartagena, 2016. 65

Tabla 17. Costo total de la nómina de personal, por tipo de personal. HINFP, Cartagena, 2016 65

Tabla 18. Costo total de la nómina de personal, por tipo y subtipo de personal. HINFP, Cartagena, 2016 65

Tabla 19. Costo total de la nómina de personal, por tipo y forma de vinculación. HINFP, Cartagena, 2016.........66

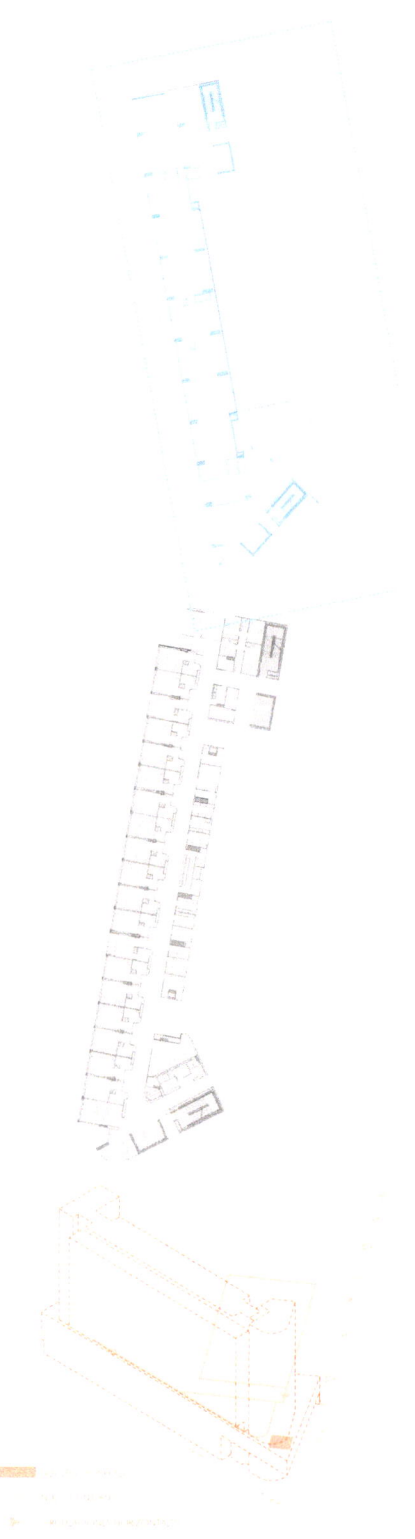

Índice de Ilustraciones

Ilustración 1. Mapa de procesos propuesto para el HINFP, Cartagena, 2016. 19

Ilustración 2. Macroprocesos de Dirección Estratégica del HINFP, Cartagena, 2016 22

Ilustración 3. Macroproceso de Gestión de Servicios del HINFP, Cartagena, 2016 25

Ilustración 4. Macroproceso de Gestión de Recursos del HINFP, Cartagena, 2016 28

Ilustración 5. Modelo organizacional del HINFP, Cartagena, 2016.. 31

Ilustración 6. Direccionamiento estratégico 2016-2020 del HINFP, Cartagena, 2016. 32

Ilustración 7. Objetivos estratégicos del HINFP, con miras al cumplimiento de la visión 2020, Cartagena, 2016. ... 33

Ilustración 8. Modelo de gestión estratégica, HINFP, Cartagena, 2016 35

Ilustración 9. Ciclo de Deming o PHVA. 44

Ilustración 10. Organigrama para el cumplimiento del modelo de gestión de la calidad, HNFP, 2016 46

Ilustración 11. Organigrama propuesto, para el direccionamiento del Sistema de Gestión de la Calidad, HINF, Cartagena, 2016. 47

Ilustración 12. Modelo general de gestión de los servicios de salud al interior del HINFP, Cartagena, 2016. 50

Ilustración 13. Integración del Modelo de Atención en Salud del HINFP al Modelo Integral de Atención en Salud - MIAS- Nacional. Cartagena, 2016. 51

Ilustración 14. Enfoques conceptuales que dan alcance a la implementación del Modelo de Atención en Salud, HINFP, Cartagena, 2016 52

Ilustración 15. Modelo Socioeconómico de Salud, Determinante sociales de la salud, OPS. 53

Ilustración 16. Organigrama propuesto para la implementación del modelo de Gestión Administrativa, HINFP, Cartagena, 2016. 57

Ilustración 17. Organigrama propuesto para la implementación del modelo de Gestión Financiera, HINFP, Cartagena, 2016. 58

Ilustración 18. Organigrama propuesto para la operación del nuevo Hospital, HINFP, Cartagena, 2016............ 60

1 Presentación

El Hospital Infantil Napoleón Franco Pareja es una de las instituciones prestadoras de servicios de salud más antiguas del país. En la actualidad es uno de los pocos hospitales pediátricos especializados con vocación exclusiva en el país y el único que queda en la costa atlántica.

Con la implementación del modelo de economía de mercado en el sistema de salud colombiano, y la falta de regulación por parte del estado, los prestadores privados, en vista de la poca rentabilidad de los servicios pediátricos, los han venido cerrando de manera progresiva y casi imperceptible, para dar paso a servicios más rentables.

La red pública no ha venido supliendo esas carencias, generándose un déficit de camas importante, en especial, en los servicios pediátricos y neonatales.

Mientras otros cierran los servicios, el Hospital Infantil Napoleón Franco Pareja, plantea una propuesta desarrollo hospitalario, ajustada al perfil demográfico y epidemiológico del departamento, que refleja el compromiso social que siempre nos ha caracterizado.

El presente documento técnico, es la actualización del tercero de una serie de cuatro (4) que describen nuestro

Plan Maestro para el Desarrollo Hospitalario y la ampliación del portafolio de servicios para consolidarnos como el Hospital Pediátrico especializado más importarte del país.

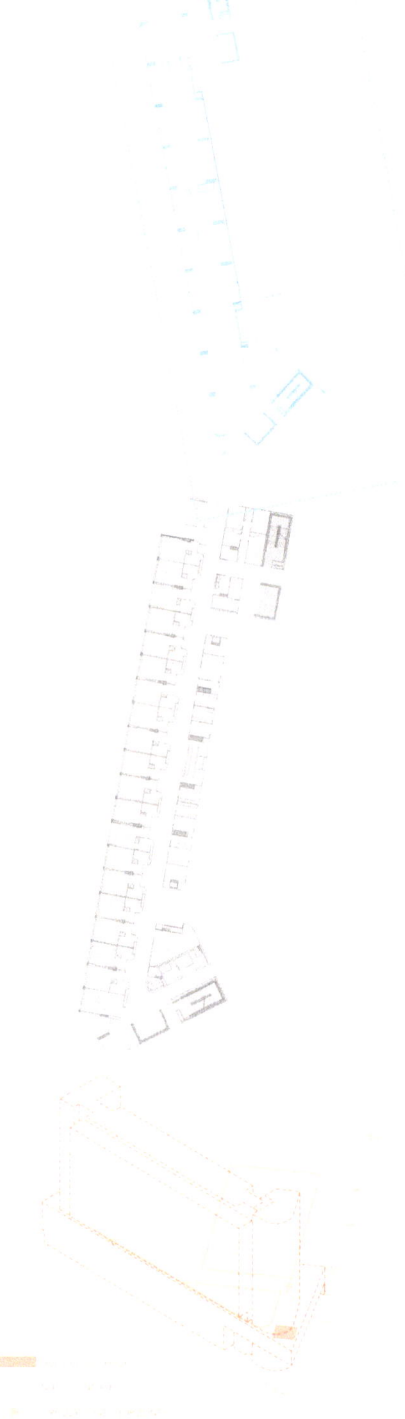

2 Introducción

2.1 Formulación del problema

Ante la eventual ampliación de los servicios y el fortalecimiento de la infraestructura física del Hospital Infantil Napoleón Franco Pareja y de la UCI Doña Pilar se genera la necesidad de reorientar el modelo de gestión de estas entidades y adecuar su estructura organizacional para asumir una capacidad instalada y productiva mucho mayor.

2.2 Objetivos

2.2.1 Objetivo General

Determinar un nuevo modelo de gestión del Hospital Infantil Napoleón Franco Pareja y de la UCI Doña Pilar para asumir los nuevos servicios y muy especialmente alineado con su Planeación Estratégica.

2.2.2 Objetivos específicos

- Replantear el mapa de procesos
- Replantear la estructura organizacional
- Replantear el plan de cargos
- Reorientar los modelos de gestión de calidad, planeación, evaluación y control de las instituciones

2.2.3 Metodología

La tercera etapa de la planeación hospitalaria es la formulación del Plan Funcional de todas o algunas de las unidades o servicios propuestos en el plan maestro a partir del Plan Estratégico. El plan funcional deberá incluir como mínimo:

1. Mapa de procesos

2. Modelo de gestión y control

    - Gestión de planeación
    - Evaluación y control
    - Gestión de calidad
    - Gestión humana
    - Gestión de servicios médicos
    - Gestión administrativa
    - Gestión financiera

3. Estructura organizacional

4. Plan de cargos

El objetivo de esta etapa es ajustar los modelos de gestión hospitalaria a los retos de la ampliación del portafolio de servicios de modo que se ajusten a la nueva capacidad instalada y productiva y a los nuevos espacios locativos.

3 Mapa de Procesos

Considerando la magnitud de los nuevos servicios y de la nueva capacidad instalada del hospital, lo cual evidentemente incrementará el volumen de operaciones en todos los procesos, vemos necesario ajustar la organización para asumir los nuevos retos. La nueva organización contará con Macroprocesos, Procesos, Subprocesos y Procedimientos, según el siguiente mapa de procesos:

Ilustración 1. Mapa de procesos propuesto para el HINFP, Cartagena, 2016.

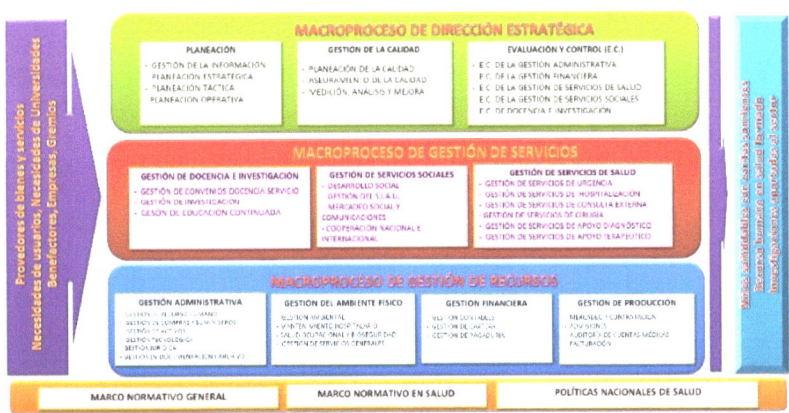

3.1 Macroprocesos

Se proyectan 3 macroprocesos en el nuevo mapa de procesos de la organización. Investigación y docencia y gestión de la calidad, que en el anterior mapa eran macroprocesos, son ahora asumidos como procesos, en vista de la intención estratégica de lograr la acreditación institucional. Los macroprocesos son:

- Dirección Estratégica
- Gestión de Servicios
- Gestión de Recursos

3.2 Procesos y subprocesos

La relación de los procesos con sus respectivos subprocesos, tal como están estandarizados en el actual Sistema de Gestión de Calidad del Hospital en la actualidad, se pueden observar en la Tabla 1.

Tabla 1. Relación de macroprocesos, procesos y subprocesos para el modelo operacional HINFP, Cartagena, 2016.

MACROPROCESO	PROCESO	SUBPROCESO
Gestión de Dirección	Planeación	Planeación estratégica
Gestión de Dirección	Planeación	Planeación táctica
Gestión de Dirección	Planeación	Planeación operativa
Gestión de Dirección	Planeación	Gestión de la información
Gestión de Dirección	Gestión de la calidad	Planeación de la calidad
Gestión de Dirección	Gestión de la calidad	Aseguramiento de la calidad
Gestión de Dirección	Gestión de la calidad	Medición, análisis y mejora
Gestión de Dirección	Evaluacion y Control	Evaluación y control de la planeación
Gestión de Dirección	Evaluacion y Control	Evaluación y control de la gestión de calidad
Gestión de Dirección	Evaluacion y Control	Evaluación y control de la gestión Docencia e Investigación

MACROPROCESO	PROCESO	SUBPROCESO
Gestión de Dirección	Evaluacion y Control	Evaluación y control de la gestión administrativa
Gestión de Dirección	Evaluacion y Control	Evaluación y control de la gestión financiera
Gestión de Dirección	Evaluacion y Control	Evaluación y control de servicios de salud
Gestión de Dirección	Evaluacion y Control	Evaluación y control de servicios sociales
Gestión de servicios	Gestión de servicios de salud	Gestión de consulta externa
Gestión de servicios	Gestión de servicios de salud	Gestión de hospitalización
Gestión de servicios	Gestión de servicios de salud	Gestión de urgencia
Gestión de servicios	Gestión de servicios de salud	Gestión de cirugía
Gestión de servicios	Gestión de servicios de salud	Gestión de apoyo diagnóstico
Gestión de servicios	Gestión de servicios de salud	Gestión de apoyo terapéutico
Gestión de servicios	Gestión de servicios sociales	Mercadeo social y comunicaciones
Gestión de servicios	Gestión de servicios sociales	Gestión de cooperación nacional e internacional
Gestión de servicios	Gestión de servicios sociales	Desarrollo social
Gestión de servicios	Gestión de servicios sociales	Gestión del SIAU
Gestión de servicios	Docencia e investigación	Gestión de convenios docencia servicio
Gestión de servicios	Docencia e investigación	Gestión de educación continuada
Gestión de servicios	Docencia e investigación	Gestión de investigación
Gestión de recursos	Gestión administrativa	Gestión de recurso humano
Gestión de recursos	Gestión administrativa	Gestión de documentación y archivo
Gestión de recursos	Gestión administrativa	Gestión tecnológica
Gestión de recursos	Gestión administrativa	Gestión jurídca
Gestión de recursos	Gestión administrativa	Gestión de compras y suministros
Gestión de recursos	Gestión administrativa	Gestión de activos

MACROPROCESO	PROCESO	SUBPROCESO
Gestión de recursos	Gestión del ambiente físico	Gestión de servicios generales
Gestión de recursos	Gestión del ambiente físico	Gestión de mantenimiento hospitalario
Gestión de recursos	Gestión del ambiente físico	Gestión ambiental
Gestión de recursos	Gestión del ambiente físico	Gestión de salud ocupacional y bioseguridad
Gestión de recursos	Gestión financiera	Gestión contable
Gestión de recursos	Gestión financiera	Gestión de cartera
Gestión de recursos	Gestión financiera	Gestión de pagaduría
Gestión de recursos	Gestión de producción	Gestión de mercadeo y contratación de servicios médicos
Gestión de recursos	Gestión de producción	Admisiones
Gestión de recursos	Gestión de producción	Facturación
Gestión de recursos	Gestión de producción	Auditoría de cuentas médicas

3.3 Macroproceso de Dirección Estratégica

El Macroproceso de Dirección Estratégica está compuesto de tres grandes procesos (Ilustración 2): 1. Planeación, 2. Gestión de la Calidad y 3. Evaluación y Control.

Ilustración 2. Macroprocesos de Dirección Estratégica del HINFP, Cartagena, 2016

MACROPROCESO DE DIRECCIÓN ESTRATÉGICA

PLANEACIÓN	GESTIÓN DE LA CALIDAD	EVALUACIÓN Y CONTROL (E.C.)
• GESTIÓN DE LA INFORMACIÓN • PLANEACIÓN ESTRATÉGICA • PLANEACIÓN TÁCTICA • PLANEACIÓN OPERATIVA	• PLANEACIÓN DE LA CALIDAD • ASEGURAMIENTO DE LA CALIDAD • MEDICIÓN, ANÁLISIS Y MEJORA	• E.C. DE LA GESTIÓN ADMINISTRATIVA • E.C. DE LA GESTIÓN FINANCIERA • E.C. DE LA GESTIÓN DE SERVICIOS DE SALUD • E.C. DE LA GESTIÓN DE SERVICIOS SOCIALES • E.C. DE DOCENCIA E INVESTIGACIÓN

Constituyen los procesos estratégicos y de dirección exigidos por la Norma ISO 9001-2015, para la conformidad del sistema de gestión de la calidad con dicha norma.

El Proceso de Planeación, a su vez, está compuesto por los subprocesos de Gestión de la Información, Planeación Estratégica, Planeación Táctica y Planeación Operativa (Tabla 2), cuyos principales productos son: el Plan Estratégico Corporativo, el Plan de Desarrollo Institucional y el banco de programas y proyectos alrededor del cual se desarrolla el quehacer organizacional del Hospital.

Tabla 2. Procesos y Subprocesos del Macroproceso de Gestión de Dirección Estratégica del HINFP, Cartagena, 2016

PROCESO	SUBPROCESO
Planeación	Planeación estratégica
Planeación	Planeación táctica
Planeación	Planeación operativa
Planeación	Gestión de la información
Calidad	Planeación de la calidad
Calidad	Aseguramiento de la calidad
Calidad	Medición, análisis y mejora
Evaluación y Control	Evaluación y control de la planeación
Evaluación y Control	Evaluación y control de la gestión de calidad
Evaluación y Control	Evaluación y control de la gestión Docencia e Investigación
Evaluación y Control	Evaluación y control de la gestión administrativa
Evaluación y Control	Evaluación y control de la gestión financiera
Evaluación y Control	Evaluación y control de servicios de salud
Evaluación y Control	Evaluación y control de servicios sociales

El proceso de Calidad, se compone de los subprocesos de Planeación de la calidad, Aseguramiento de la calidad y Medición, análisis y mejora (Tabla 2), cuyos principales productos son: el sistema de gestión de la calidad y el programa de auditorías para el mejoramiento continuo de la calidad (PAMEC).

Los objetivos de este proceso son mantener las condiciones de permanencia de habilitación de la IPS y la búsqueda de la acreditación del hospital.

En vista de que la acreditación es uno de los objetivos corporativos, vemos necesario incluir un objetivo exclusivo para lograr ese propósito. En su cumplimiento, el proceso de Gestión de calidad se encargará de la evaluación de estándares de acreditación, la planeación de la acreditación y el seguimiento a los planes de mejoramiento continuo mediante el PAMEC. La Medición, análisis y mejora se encargará de evaluar la calidad de la atención mediante la evaluación sistemática del acto médico.

Finalmente, el proceso de evaluación y control, está conformado por los subprocesos de Evaluación y control de: la gestión de calidad, la gestión en docencia e investigación, la gestión administrativa, la gestión financiera, los servicios de salud y los servicios sociales (Tabla 2). Los principales productos de este proceso son el Modelo Estándar de Control Interno y el Sistema de Gestión de Riesgos.

3.4 Macroproceso de Gestión de Servicios

El Macroproceso de gestión de servicios, está compuesto a su vez de tres grandes procesos (Ilustración 3) a saber:

1. Gestión de Docencia e Investigación, 2. Gestión de Servicios Sociales y 3. Gestión de Servicios de Salud.

Ilustración 3. Macroproceso de Gestión de Servicios del HINFP, Cartagena, 2016

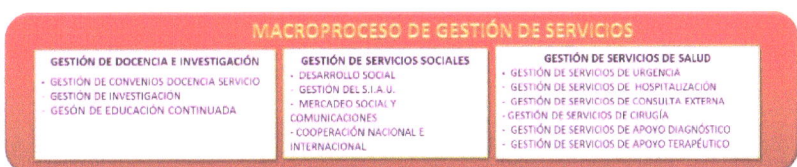

El proceso de Gestión de Docencia e Investigación, está conformado por los subprocesos de Gestión de Convenios Docencia-Servicio, Gestión de Investigación y Gestión de Educación Continuada (Tabla 3), cuyos principales productos son los planes de desarrollo de convenios docente-asistencial y de educación continua y el banco de proyectos de investigación.

El proceso de investigación se encarga de la planeación y desarrollo de la investigación y la edición y publicación de informes de investigación.

El proceso de gestión de convenios docencia-servicios se encarga de la planeación, evaluación y control de la relación con las universidades.

Tabla 3. Procesos y Subprocesos del Macroproceso de Gestión de Servicios del HINFP, Cartagena, 2016

PROCESO	SUBPROCESO
Gestión de servicios de salud	Gestión de consulta externa
Gestión de servicios de salud	Gestión de hospitalización
Gestión de servicios de salud	Gestión de urgencia

PROCESO	SUBPROCESO
Gestión de servicios de salud	Gestión de cirugía
Gestión de servicios de salud	Gestión de apoyo diagnóstico
Gestión de servicios de salud	Gestión de apoyo terapéutico
Gestión de servicios sociales	Mercadeo social y comunicaciones
Gestión de servicios sociales	Desarrollo social
Gestión de servicios sociales	Gestión del SIAU
Investigación y Docencia	Gestión de investigación
Investigación y Docencia	Gestión de convenios docencia servicio
Investigación y Docencia	Gestión de educación continuada
Gestión de Desarrollo Social	Gestión social
Gestión de Desarrollo Social	Cooperación nacional e internacional
Gestión de Desarrollo Social	Gestión de comunicación social

La gestión de servicios de salud contiene los subprocesos de Gestión de la consulta externa, Gestión de hospitalización, Gestión de urgencias, Gestión de cirugía, Gestión de apoyo diagnóstico y Gestión de apoyo terapéutico (Tabla 3). Los principales productos de este proceso son el modelo de prestación de servicios, el plan de gestión clínica, el programa de seguridad del paciente y el programa de atención humanizada.

Lo novedoso en esta nueva estructura es el proceso de gestión de servicios de salud, que se encargará de la planeación del modelo de prestación de servicios, la gestión de la seguridad del paciente y de la humanización de la atención. Este proceso deberá velar por la eficiencia y optimización de la productividad de los recursos médicos para maximizar el uso de la capacidad instalada.

El proceso de gestión de servicios de salud es el principal de los procesos misionales, pues se encarga de los servicios finales en salud, a saber: atención en consulta externa, hospitalización, urgencias y cirugía.

La gestión de los servicios de apoyo consiste en la organización, planeación, evaluación y control de los servicios de apoyo diagnóstico, complementación terapéutica y la gestión de referencia y contrarreferencia.

La gestión de los servicios críticos, que corresponde a la atención en UCI Pediátrica, UCIN, UCI de Infectología, UCI Quirúrgica y UCI Quemados, se hará desde la Gestión de hospitalización.

El proceso de Gestión de desarrollo social, se compone de los subprocesos de Gestión social, Cooperación nacional e internacional y Gestión de comunicación social (Tabla 3). Los principales productos de este proceso son el Programa de desarrollo social, el Plan de Fondeo para proyectos sociales y de desarrollo hospitalario y el Plan de comunicaciones.

3.5 Macroproceso de Gestión de Recursos

El Macroproceso de gestión de recursos, está compuesto a su vez de cuatro grandes procesos (Ilustración 4) a saber: 1. Gestión administrativa, 2. Gestión del ambiente físico, 3. Gestión financiera y 4. Gestión de producción.

Ilustración 4. Macroproceso de Gestión de Recursos del HINFP, Cartagena, 2016

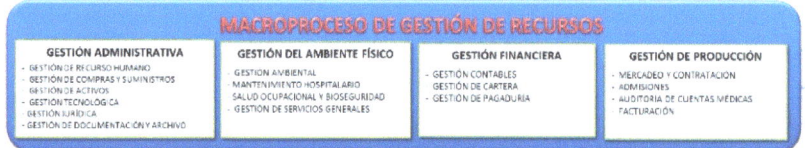

El proceso de gestión administrativa se compone de los subprocesos de Gestión del recurso humano, Gestión de compras y suministros, Gestión tecnológica, Gestión jurídica y Gestión de documentación y archivo (Tabla 4). Los principales productos de este proceso son la nómina de personal, el plan de bienestar laboral, el programa de salud y seguridad en el trabajo, el plan de compras, el inventario de activos fijos, el plan de desarrollo del sistema de información y el archivo institucional.

Tabla 4. Procesos y subprocesos del Macroproceso de Gestión de Recursos, HINFP, Cartagena, 2016

PROCESOS	SUBPROCESOS
Gestión administrativa	Gestión de recurso humano
Gestión administrativa	Gestión de documentación y archivo
Gestión administrativa	Gestión tecnológica
Gestión administrativa	Gestión de compras y suministros
Gestión administrativa	Gestión de activos
Gestión del ambiente físico	Gestión de servicios generales
Gestión del ambiente físico	Gestión de mantenimiento hospitalario
Gestión del ambiente físico	Gestión ambiental
Gestión del ambiente físico	Gestión de salud ocupacional y bioseguridad

El proceso de Gestión del ambiente físico, está conformado, por su parte, por los subprocesos de Gestión de servicios generales, Gestión de mantenimiento hospitalario, Gestión ambiental y Gestión de salud ocupacional y bioseguridad (Tabla 4). Los principales productos de este proceso son: el plan de mantenimiento hospitalario, el plan de gestión de integral de residuos hospitalarios (PGIRH) y el programa de salud ocupacional y bioseguridad.

El proceso de Gestión financiera, está conformado por los subprocesos de Gestión contable, Gestión de cartera y Gestión de pagaduría (Tabla 5). Los principales productos de este proceso son: el plan contable y los informes financieros y contables (balance general, estado de resultados, flujo de caja libre, etc.).

Tabla 5. Procesos y subprocesos del Macroproceso de Gestión de Recursos, HINFP, Cartagena, 2016

PROCESOS	SUBPROCESOS
Gestión financiera	Gestión contable
Gestión financiera	Gestión de cartera
Gestión financiera	Gestión de pagaduría
Gestión de producción	Gestión de mercadeo y contratación de servicios médicos
Gestión de producción	Admisiones
Gestión de producción	Facturación
Gestión de producción	Auditoría de cuentas médicas

El proceso de Gestión de Producción, está constituido por los subprocesos de Admisiones, Facturación y Auditoría de Cuentas Médicas (Tabla 5). Los principales productos de este proceso son: los ingresos hospitalarios, la facturación de servicios de salud y la conciliación de cuentas médicas con los pagadores.

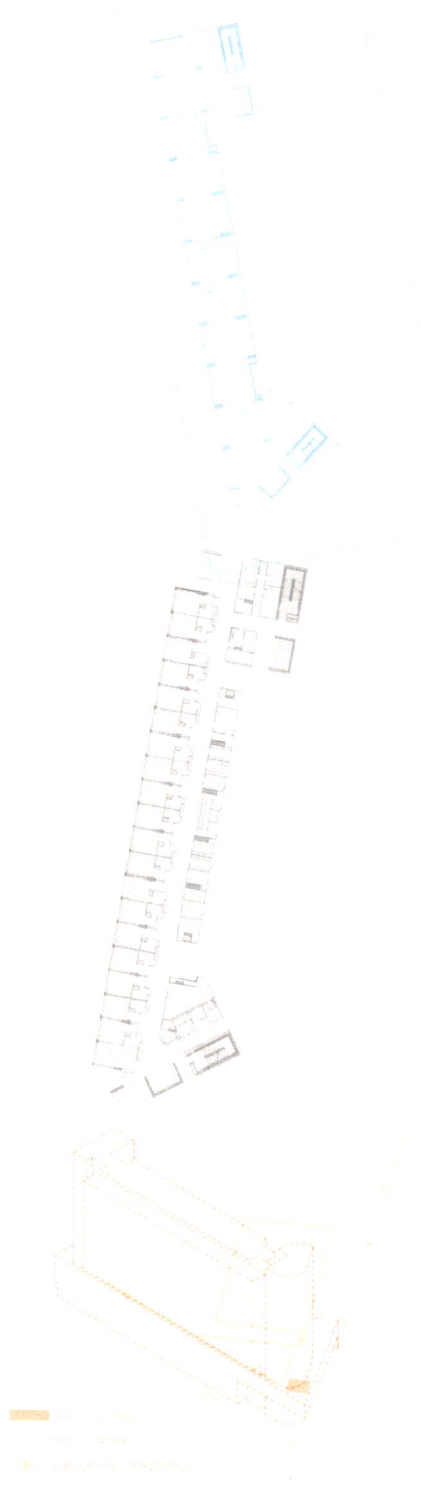

4 Modelo Organizacional

4.1 Modelo de dirección

El nuevo modelo de dirección propuesto, como puede observarse, es algo más complejo con la intención de que la organización pueda amoldarse a las exigencias de un portafolio de servicios tan amplio y una capacidad instalada de más del doble de la actual.

Ilustración 5. Modelo organizacional del HINFP, Cartagena, 2016.

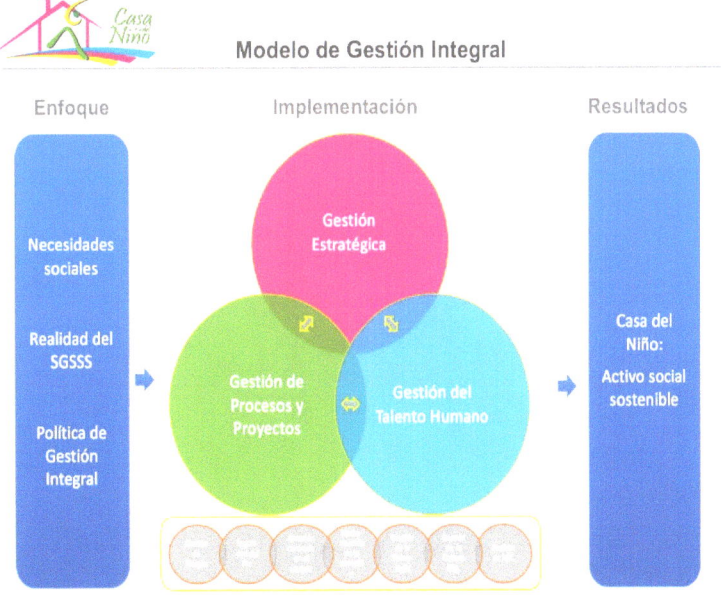

Además, el modelo está alineado con los ejes estratégicos del plan de desarrollo y con los ejes de la acreditación, de modo que se puede identificar claramente las dependencias y los responsables de temas como la seguridad del paciente, la gestión de la tecnología, el desarrollo organizacional y del talento humano, la responsabilidad social empresarial, la planeación, evaluación y control enfocadas en la gestión de riesgos y la humanización de la atención.

Ilustración 6. Direccionamiento estratégico 2016-2020 del HINFP, Cartagena, 2016.

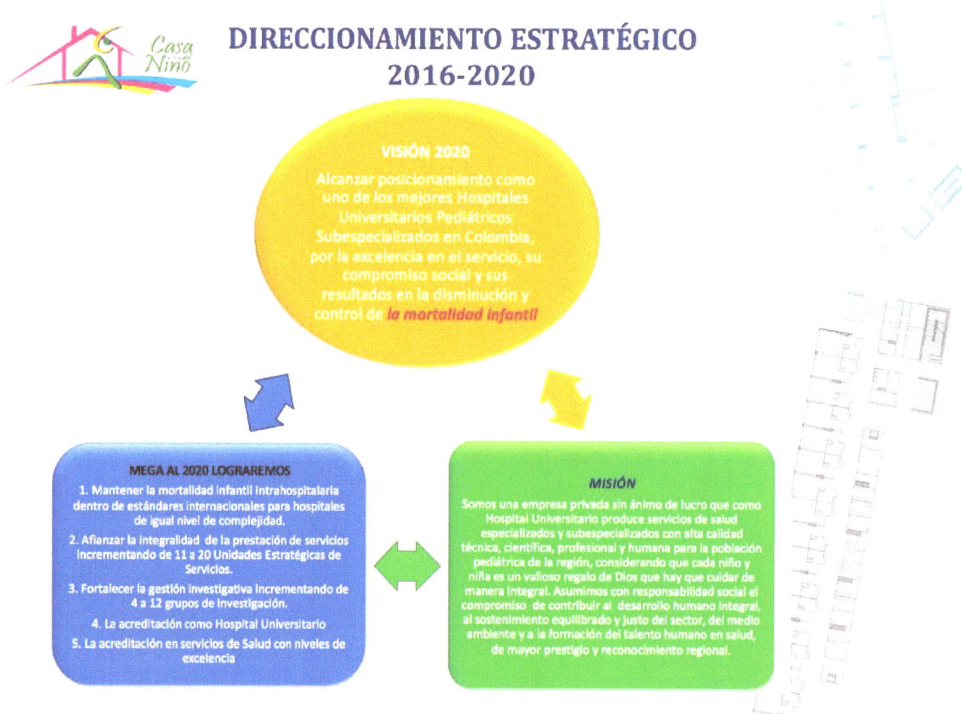

Hemos diseñado este nuevo modelo organizacional tomando en cuenta que armonice con los objetivos estratégicos y con las orientaciones de los ejes de acreditación, lo cual se expresa en un plan de cargos, un mapa de procesos y un plan de desarrollo hospitalario totalmente armónicos.

Ilustración 7. Objetivos estratégicos del HINFP, con miras al cumplimiento de la visión 2020, Cartagena, 2016.

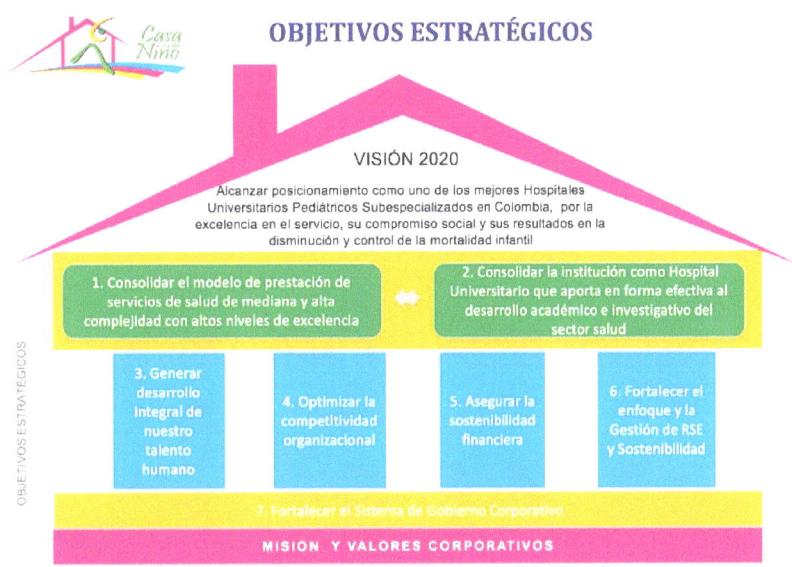

4.2 Modelo de planeación, evaluación y control

La planeación es una de las más importantes funciones de la gestión directiva en las organizaciones actuales. La planeación, especialmente la estratégica, no es un concepto novedoso, a pesar de que, nivel empresarial, público o privado, y hasta fechas recientes, se haya adoptado como irremplazable.

Su proceso se ha convertido en una práctica importante en las organizaciones, no sólo porque llama la atención de sus directivos hacia el futuro, sino porque, además, trae consigo grandes beneficios cuando se realiza de manera adecuada, ya que requiere que se ponga en juego el talento, experiencias y conocimientos de todos sus integrantes. Lo anterior hace imprescindible que los planes deban ser comprendidos por todo el personal de la organización antes de ser puestos en funcionamiento.

De igual manera, la planeación estratégica puede representar diferentes enfoques e implicaciones, dependiendo de los objetivos y las características de la organización que la pone en práctica. En especial, las instituciones de servicios de salud, enfocan la planeación de sus áreas funcionales en relación directa del proyecto de crecimiento que se tenga en mente.

Cualquiera que sea la naturaleza y características de la organización, todas requieren de la adopción de sistemas o procesos de planeación más o menos sofisticados que les permitan competir con eficiencia y eficacia; deben elegir cuidadosamente las formas de llevar a cabo las actividades del sistema, centralizándolo o haciéndolo altamente participativo, como lo exige la dinámica de las corporaciones modernas.

El presente apartado muestra el modelo del proceso general de planeación y planeación estratégica adoptado por el HINFP, orientados a dar cumplimiento a los objetivos para alcanzar los resultados esperados (Ilustración 8).

Ilustración 8. Modelo de gestión estratégica, HINFP, Cartagena, 2016

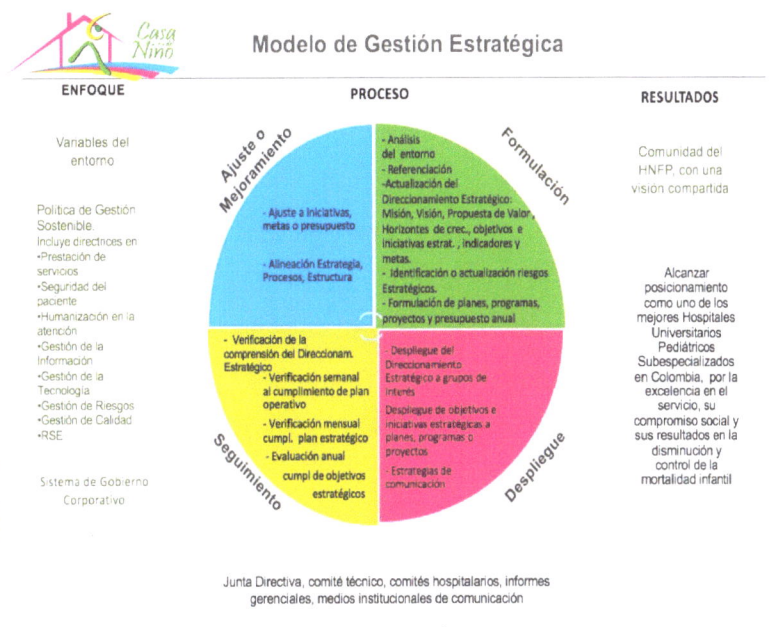

El proceso de Planeación en su totalidad se compone de cuatro fases, que componen un ciclo, a saber: Formulación, Despliegue, Seguimiento y Ajuste o Mejoramiento.

4.2.1 Fase de Formulación

Como en todo proceso estructurado de planeación, independientemente de las decisiones previas inherentes a la necesidad de desarrollar un proyecto de planeación estratégica, el adoptado por el HINFP requiere, en su primera fase (Formulación) de un diagnóstico previo en el cuál se basarán las decisiones y acciones posteriores. El diagnóstico debe abarcar la situación interna (actualización del direccionamiento estratégico) y externa (análisis del entorno y referenciación) de la organización, con la finalidad de poder dar una orientación clara a las decisiones y acciones correspondientes.

A partir del diagnóstico y tomando en consideración las intenciones previas, se determinan los escenarios que se desean desarrollar o modificar (identificación o actualización de riesgos estratégicos). Revisar la visión, precisar la validez de la misión, repasar los valores y la filosofía que rigen las conductas individuales y colectivas de los miembros de la organización para ellos y para sus clientes, son parte importante de esta etapa.

Finalmente, antes de proceder al desarrollo propiamente dicho del plan estratégico, se determinan los componentes de la cultura de trabajo que caracteriza las operaciones normales de los miembros de la entidad.

Una vez que se tiene preparado el escenario que organizacionalmente se desea lograr, lo que prosigue es determinar cuáles serán los objetivos estratégicos designados para el futuro proyectado de la organización.

El proceso de planeación continúa con los preparativos para implementar, evaluar y retroalimentar al sistema de planeación, facilitando los ajustes y las correcciones necesarios, lo que se logra a través de la formulación de planes, programas, proyectos y el presupuesto anual, en cada uno de los niveles establecidos (Tabla 6).

Tabla 6. Niveles de planeación con sus respectivos componentes y responsables, HINFP, Cartagena, 2016.

Niveles de Planeación	Componentes	Responsable	Periodicidad
Planeación Estratégica	Diagnóstico institucional	Jefe Unidad de Planeación	Anual
	Diagnóstico situacional	Jefe Unidad de Planeación	Anual
	Plataforma estratégica	Comité Técnico	Cada 4 años
	Programas	Director	Cada 4 años
Planeación táctica	Proyectos	Subdirectores	Anual
	Sub-proyectos	Jefes de unidades	Anual
	Presupuesto	Director	Anual
Planeación operativa	POA gerencia de servicios	Subdirector de Servicios Médicos	Anual
	POA gerencia de recursos	Subdirector Administrativo y Financiero	Anual

El producto final de esta fase son los planes operativos, que insertan las actividades derivadas del Plan Estratégico en las actividades del día a día, de manera que se asegure el desarrollo eficaz de la misma (Tabla 8).

Tabla 7. Modelo de despliegue de la planeación en la institución, HINFP, Cartagena, 2016

Planeación Estratégica			Planeación Táctica	Planeación Operativa
Visión	Misión	Objetivo 1	Programa 1	Proyecto 1.1.	P.O.A. 1.1.
				Proyecto 1.2.	P.O.A. 1.2.
		Objetivo 2	Programa 2	Proyecto 2.1.	P.O.A. 2.1.
				Proyecto 2.2.	P.O.A. 2.2.
		Objetivo 3	Programa 3	Proyecto 3.1.	P.O.A. 3.1.
				Proyecto 3.2.	P.O.A. 3.2.
		Objetivo 4	Programa 4	Proyecto 4.1.	P.O.A. 4.1.
				Proyecto 4.2.	P.O.A. 4.2.
		Objetivo 5	Programa 5	Proyecto 5.1.	P.O.A. 5.1.
				Proyecto 5.2.	P.O.A. 5.2.

4.2.2 Fase de Despliegue

El despliegue del resultado de la formulación de la planeación corporativa, se realiza tanto a los grupos de interés identificados durante el ejercicio de formulación, como a los diferentes niveles organizacionales, según necesidad e interés. Para ello es necesario contar con los productos del sistema de planeación completamente generados (Tabla 8).

Tabla 8. Productos del sistema de planeación, HINFP, Cartagena, 2016

Nivel	Producto	Responsables
Estratégico	Plan de Desarrollo Institucional	Director
Táctico	Banco de Programas y proyectos	Jefe de unidad de planeación y control
Operativo	Planes Operativos de Acción	Jefes de unidades y coordinadores

Primordialmente, lo que se comunica comprende: el direccionamiento estratégico propiamente dicho (grupos de interés), los objetivos e iniciativas estratégicas (jefes de unidad y coordinadores) y el contenido de los planes, programas y proyectos (personal general, de acuerdo a necesidad).

4.2.3 Fase de Seguimiento

La fase de seguimiento del proceso de planeación se hace a través de un modelo de evaluación y control diseñado para tal fin (Tabla 9).

Tabla 9. Modelo de evaluación y control, HINFP, Cartagena, 2016

Niveles de Planeación	Instancia de evaluación	Perio-dicidad	Indicadores	Metodología
Planeación Estratégica	Comité Técnico	Semestral	Estratégicos	Balanced ScoreCard
Planeación Táctica	Comité Técnico	Trimestral	Tácticos	Evaluación de Programas y Proyectos
Planeación Operativa	Comité Técnico	Mensual	Operativos	Gantt de seguimiento a los POA

El seguimiento empieza con la verificación de que todos los involucrados han comprendido a cabalidad el direccionamiento estratégico establecido. Lo anterior se logra a través de la construcción de un cuadro de mando integral (balanced scorecard) con la participación, en cada nivel, de los involucrados en el desarrollo de la planeación como un todo. Es el momento de fijar, aclarar y ajustar indicadores de proceso, gestión y resultados, con los que finalmente también se medirá el desempeño del personal.

Una vez terminada la fase de despliegue e iniciadas las tareas requeridas para el cumplimiento del plan se hará una medición semanal del cumplimiento de las mismas con el fin de verificar su realización efectiva, las dificultades y riesgos encontrados en su desarrollo y la necesidad de ajustes en cuanto a recursos y plazos. Mensualmente se verificará el logro de metas en el cumplimiento de los objetivos planteados, cada uno según la periodicidad de medición establecida durante la fase de formulación, actualizando el cuadro de mando integral.

Finalmente, se hará una consolidación anual del estado de cumplimiento de tareas programadas, metas alcanzadas y objetivos logrados en el marco del Plan Estratégico.

4.2.4 Fase de Ajuste o Mejoramiento

En esta fase, se realizan los ajustes a las iniciativas, metas y presupuesto, así como la alineación de los procesos y estructura con la estrategia.

En esta fase, es fundamental tener claro los tipos de liderazgo y la manera como se espera que los mismos se desplieguen en la estrategia (Tabla 10).

Tabla 10. Tipos de liderazgo y su despliegue en la estrategia, HINFP, Cartagena, 2016

Estrategia Genérica	Competencia a Desarrollar	Descripción
Liderazgo en Costos	Excelencia Operativa	Enfocarse en obtener el menor costo total para el cliente
	Liderazgo a través de Productos (Innovadores/ Personalización)	Enfocarse en desarrollar continuamente los productos más avanzados y de mejor desempeño
Liderazgo por Diferenciación	Liderazgo a través de Atención y Servicio	Enfocarse en desarrollar continuamente competencias para proporcionar altos estándares en la atención y servicio
	Liderazgo a través de la Relacionamiento	Enfocarse en desarrollar continuamente estrategias para mejorar la relación con los clientes (Diferenciación, Interacción, Personalización, etc.)

Estrategia Genérica	Competencia a Desarrollar	Descripción
	Liderazgo a través de la Calidad	Enfocarse en lograr altos estándares de calidad en los productos y servicios
Liderazgo por Focalización	Liderazgo en segmentos específicos de mercado	Enfocarse en satisfacer las necesidades de segmentos específicos del mercado

4.3 Modelo de gestión de la calidad

La tendencia actual, tanto en el sector privado como en el público, es la adopción de modelos de gestión que sirvan de referente y guía en los procesos permanentes de mejora de los productos y servicios que se ofrecen.

Un modelo es una descripción simplificada de una realidad que se trata de comprender, analizar y, dado el caso, modificar. Un modelo de referencia para la organización y gestión de una empresa permite establecer un enfoque y un marco de referencia objetivo, riguroso y estructurado para el diagnóstico de la organización, así como determinar las líneas de mejora continua hacia las cuales deben orientarse los esfuerzos de la organización. Es, por tanto, un referente estratégico que identifica las áreas sobre las que hay que actuar y evaluar para alcanzar la excelencia dentro de una organización.

Un modelo de gestión de calidad, por su parte, es un referente permanente y un instrumento eficaz en el proceso de toda organización de mejorar los productos o servicios que ofrece. El modelo favorece la comprensión de las dimensiones más relevantes de la organización, al mismo tiempo que establece criterios de comparación con otras organizaciones y el intercambio de experiencias. La utilización de un modelo de referencia se basa en que: 1. Evita tener que crear indicadores generales, ya que están definidos en el modelo. 2. Permite disponer de un marco conceptual completo. 3. Proporciona unos objetivos y estándares iguales para todos, en muchos casos ampliamente contrastados. 4. Determina una organización coherente de las actividades de mejora. 5. Posibilita medir con los mismos criterios a lo largo del tiempo, por lo que es fácil detectar si se está avanzado en la dirección adecuada.

Existen diversos modelos, que previa adaptación pueden utilizarse en el ámbito de la prestación de los servicios de salud. En el HINFP hemos adoptado un modelo híbrido entre los modelos desarrollados por Baldrige y Deming, compuesto por siete grandes criterios:

1. **Liderazgo**: El concepto de Liderazgo está referido a la medida en que la Alta Dirección establece y comunica al personal las estrategias y la dirección empresarial y busca oportunidades. Incluye el comunicar y reforzar los valores institucionales, las expectativas de resultados y el enfoque en el aprendizaje y la innovación.

2. **Planificación Estratégica**: como la organización plantea la dirección estratégica del negocio y como esto determina proyectos de acción claves, así

como la implementación de dichos planes y el control de su desarrollo y resultados

3. **Enfoque al Cliente**: como la organización conoce las exigencias y expectativas de sus clientes y su mercado. Asimismo, en que proporción todos, pero absolutamente todos los procesos de la empresa están enfocados a brindar satisfacción al cliente.

4. **Información y Análisis**: examina la gestión, el empleo eficaz, el análisis de datos e información que apoya los procesos claves de la organización y el rendimiento de la organización.

5. **Enfoque al Recurso Humano**: examinan como la organización permite a su mano de obra desarrollar su potencial y como el recurso humano está alineado con los objetivos de la organización.

6. **Proceso Administrativo**: examina aspectos como factores claves de producción, entrega y procesos de soporte. Cómo son diseñados estos procesos, cómo se administran y se mejoran.

7. **Resultados del negocio**: Examina el rendimiento de la organización y la mejora de sus áreas claves de negocio: satisfacción del cliente, desempeño financiero y rendimiento de mercado, recursos humanos, proveedor y rendimiento operacional. La

categoría también examina como la organización funciona en relación con sus competidores.

Parte fundamental de nuestro modelo es la aplicación del ciclo de mejora PHVA, que consiste en una serie de cuatro elementos que se llevan a cabo sucesivamente, y que en el Hospital tiene como motor la innovación (Ilustración 9):

Ilustración 9. Ciclo de Deming o PHVA.

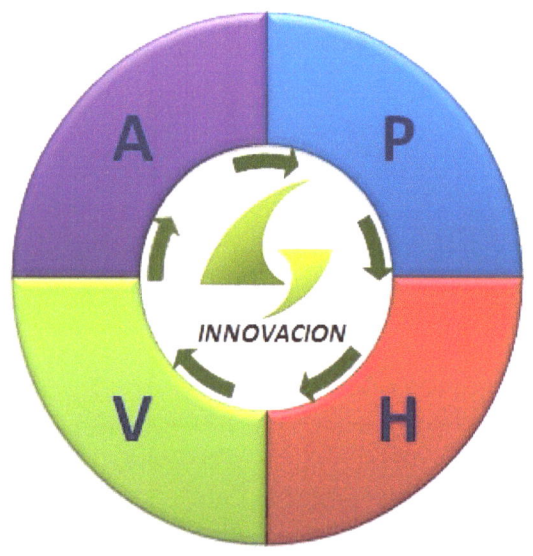

- **P: PLANEAR**. Establecer los planes.

    Planear, programar las actividades que se van a emprender. Consiste en analizar, identificar áreas de mejora, establecer metas, objetivos y métodos para alcanzarlos y elaborar un plan de actuación para la mejora.

- **H: HACER**. Llevar a cabo los planes.

    Desarrollar (hacer), implantar, ejecutar o desarrollar las actividades propuestas. En esta fase es importante controlar los efectos y aprovechar sinergias y economías de escala en la gestión del cambio. En muchos casos será oportuno comenzar con un proyecto piloto fácil de controlar para obtener experiencia antes de abarcar aspectos amplios de la organización o de los procesos.

- **V: VERIFICAR**. Verificar si los resultados concuerdan con lo planeado.

    Comprobar, verificar si las actividades se han resuelto bien y los resultados obtenidos se corresponden con los objetivos. Consiste en analizar los efectos de lo realizado anteriormente.

- **A: ACTUAR**. Actuar para corregir los problemas encontrados, prever posibles problemas, mantener y mejorar.

    Actuar, aplicar los resultados obtenidos para identificar nuevas mejoras y reajustar los objetivos.

Una vez cubierto el ciclo de mejora se reinicia el proceso puesto que siempre habrá posibilidades para mejorar.

La implementación y desarrollo de este modelo exige la existencia de una estructura organizacional que permita el cumplimiento de los diferentes niveles de actividades que asegurarán su eficacia (Ilustración 10).

Así mismo, el direccionamiento del sistema en general y su integración transversal con la operación del hospital y el sistema de planeación, requiere que dentro de la estructura general del Hospital se definan claramente roles y responsabilidades (Ilustración 11).

Ilustración 10. Organigrama para el cumplimiento del modelo de gestión de la calidad, HNFP, 2016

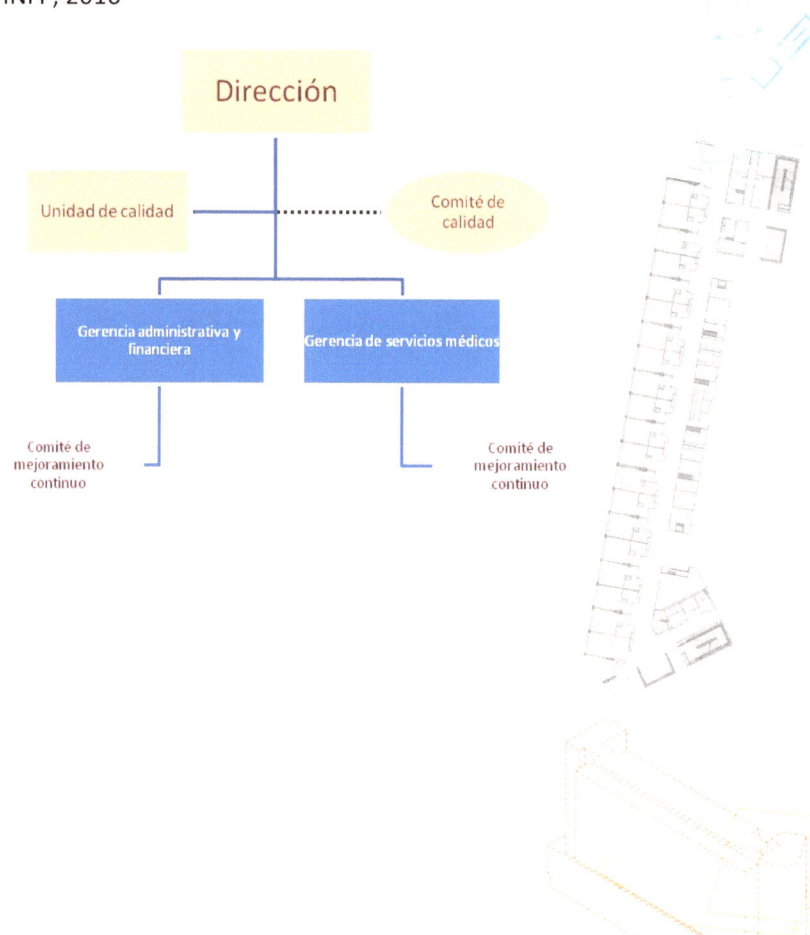

Ilustración 11. Organigrama propuesto, para el direccionamiento del Sistema de Gestión de la Calidad, HINF, Cartagena, 2016.

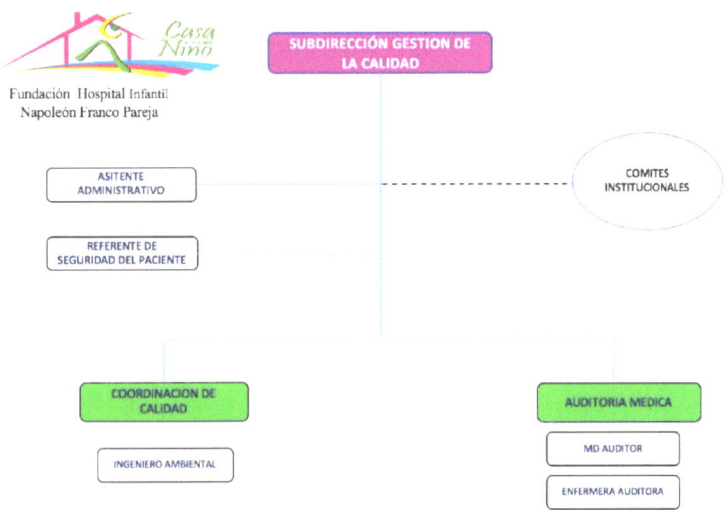

4.4 Modelo de Gestión de Servicios

La Ley 1751 de 2015 (Ley Estatutaria de la Salud) promulgada con el objetivo de "garantizar el derecho a la salud, regularlo y establecer sus mecanismos de protección", estableció, de hecho, un nuevo contrato social entre el Estado y la sociedad colombiana, con el fin de compaginar tanto la naturaleza como el contenido del derecho fundamental a la salud, constituyéndose así en una oportunidad para reorientar las prioridades del Sistema, así como su operación hacia el beneficio del ciudadano.

Con la promulgación de esta Ley, se dio un giro esencial al situar el derecho a la salud en el ámbito del Sistema de

Salud y no del Sistema General de Seguridad Social en Salud, a la vez que se reconoce su carácter de derecho social fundamental.

En su artículo segundo, la Ley Estatutaria en Salud integra los componentes colectivo e individual de la atención en salud y sitúa, como núcleo del derecho, la "igualdad de trato y oportunidades en el acceso" definiendo como sustrato el continuo de la atención en la "promoción, prevención, tratamiento, rehabilitación y paliación para todas las personas". Lo anterior constituye un evidente distanciamiento del modelo de prestación que establecía la Ley 100 de 1993, donde el sujeto del derecho se encontraba en la cobertura de las prestaciones médicas, de manera aislada, sin contextualización en su integralidad ni en su interacción con las intervenciones colectivas propias de las obligaciones del Estado en lo que concierne a la Salud Pública.

El artículo octavo obliga al Estado a la definición de un modelo integral de atención, comprendido en el ámbito de la reducción de desigualdades y los determinantes sociales al plantear que los servicios deberán "ser suministrados de manera completa para prevenir, paliar o curar la enfermedad con independencia del origen de la enfermedad o condición de salud, el sistema de provisión, cubrimiento o financiación, definido por el legislador".

Estos cambios, que impactarán necesariamente en la forma de dispensar los servicios de salud, los incentivos que se generarán para la aplicación de la nueva política de atención integral de salud y la estructura misma del sistema de salud, requiere por parte del HINFP, el establecimiento de un modelo de prestación de servicios alineado a estas nuevas prioridades, para su adecuada inserción en el nuevo sistema de salud colombiano.

Entendiendo que nuestro modelo de gestión de servicios de salud debe apuntar a adaptar de manera más eficiente y eficaz, la prestación de los servicios brindados por el hospital, en el marco de la nueva Política de Atención Integral en Salud y su consecuente Modelo Integral de Atención en Salud.

Así pues, el modelo general de gestión de los servicios de salud al interior del HINFP, está centrado en el paciente y su familia (Ilustración 12), quienes serán atendidos siempre por un equipo interdisciplinario en salud, de acuerdo a sus necesidades, con el respectivo soporte tecnológico y logístico.

Una vez valorada y validado su diagnóstico, se le brindará atención integral y seguimiento hasta el egreso hospitalario y, a partir de allí, hasta la recuperación definitiva de su salud o la paliación de su condición. Todo lo anterior en el marco de una atención segura, cuyo fin sea la inclusión social del individuo, contando con las redes de apoyo disponibles, brindando educación para el autocuidado y el mantenimiento de la salud recuperada y asumiendo la corresponsabilidad de esta labor con el Estado y los Aseguradores.

Ilustración 12. Modelo general de gestión de los servicios de salud al interior del HINFP, Cartagena, 2016.

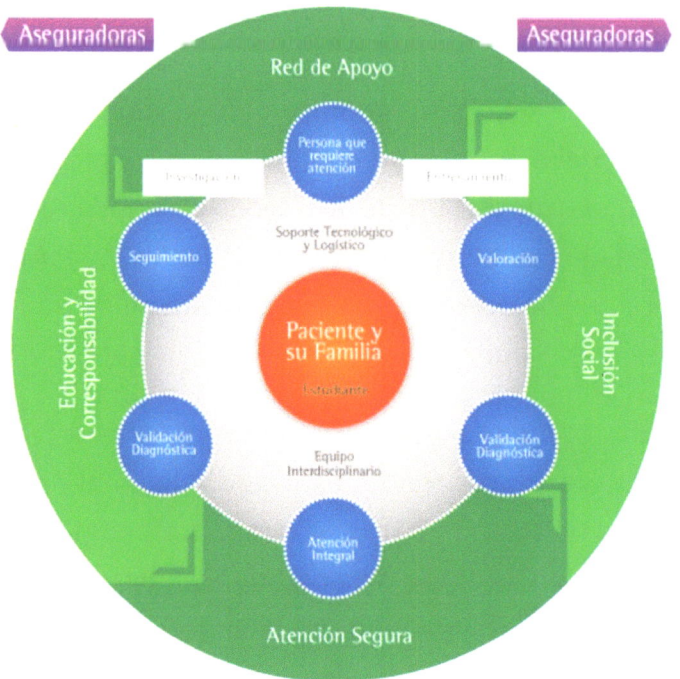

La investigación y el entrenamiento aseguran la idoneidad del personal involucrado en la atención y que esta se haga siempre según la mejor información disponible.

Por otro lado, y dado que la Política de Atención Integral en Salud requirió de un modelo operacional que, a partir de las estrategias definidas, adopte herramientas para orientar la intervención de los diferentes agentes del Sistema de forma que induzcan a la transformación de la atención con miras lograr los resultados en salud a partir del mejoramiento del acceso a los servicios, de manera oportuna, eficaz y con calidad, el Hospital debe, necesariamente, adaptar su Modelo de Gestión de Servicios, al cumplimiento de este Modelo Integral de Atención en Salud, de modo que cumpla con el propósito de este último de la integralidad en el cuidado de la salud, participando en las interfaces con los demás agentes institucionales en el territorio de operación, las normas y procedimientos del Sistema y su adaptación al ámbito territorial.

Ilustración 13. Integración del Modelo de Atención en Salud del HINFP al Modelo Integral de Atención en Salud -MIAS- Nacional. Cartagena, 2016.

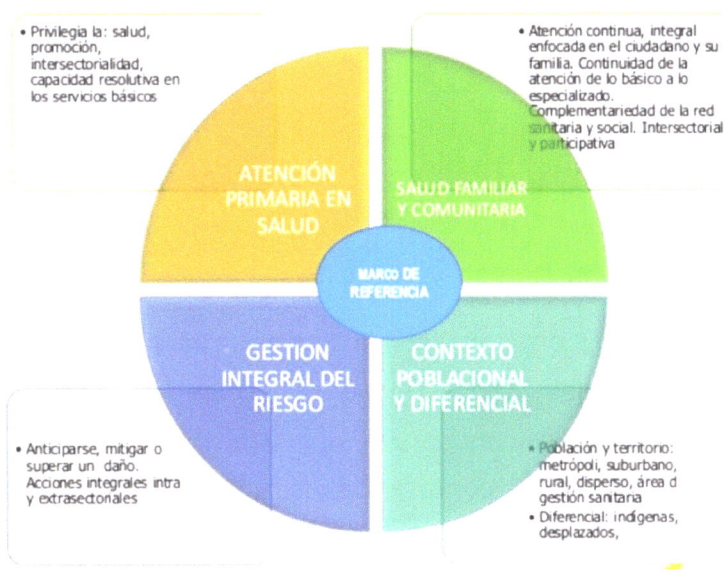

Para ello, se dispondrá de un conjunto de herramientas (políticas, planes, proyectos, normas, guías, lineamientos, protocolos, instrumentos, metodologías, documentos técnicos) que integrarán los objetivos estratégico del

Hospital a los del Sistema de Salud y los de la Seguridad Social, orienten la respuesta de la Institución y alineen su accionar (Ilustración 13).

Ilustración 14. Enfoques conceptuales que dan alcance a la implementación del Modelo de Atención en Salud, HINFP, Cartagena, 2016

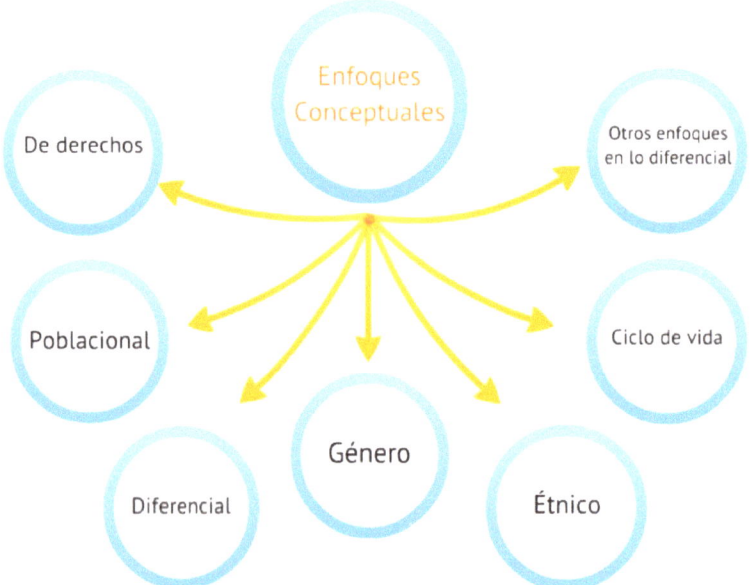

Como puede observarse, esta armonización implica que nuestro Modelo de Gestión en Salud, se fundamente en nuevos enfoques conceptuales (Ilustración 14) y proponga intervenciones que comprenden acciones de promoción de la salud, cuidado, protección específica, detección temprana, tratamiento, rehabilitación y paliación a lo largo del curso de su vida, con oportunidad, pertinencia, accesibilidad, eficiencia, eficacia y efectividad, que incluyan tanto las acciones orientadas a generar bienestar, como las dirigidas hacia el mantenimiento de la salud, la detección de riesgos y enfermedad, la curación de la enfermedad y la reducción de la discapacidad, más allá del ámbito hospitalario (Ilustración 15).

Ilustración 15. Modelo Socioeconómico de Salud, Determinante sociales de la salud, OPS.

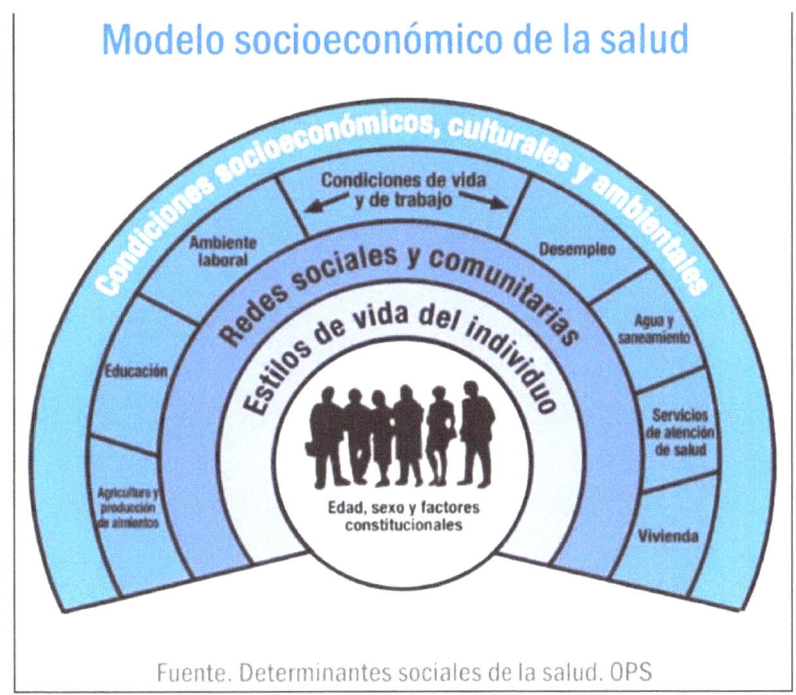

4.5 Modelo de Gestión de Docencia, Servicios e Investigación

4.5.1 Plataforma estratégica CID

4.5.1.1 Objetivo Estratégico del CID

Teniendo en cuenta la macro-visión de la Fundación Hospital Infantil Napoleón Franco Pareja: "Un Hospital excelente para todos los niños y niñas de la Región Caribe", el objetivo estratégico para el CID, dentro del plan de estratégico institucional es:

"Posicionar al CID del Hospital como una UNIDAD ESTRATÉGICA que genere reconocimiento institucional por su contribución al desarrollo académico y científico del sector salud de la región y el país, y aporte insumos técnicos y científicos para el fortalecimiento del modelo de prestación de servicios del Hospital"

4.5.2 Visión del CID

En 2018, el CID será un Centro de Investigación consolidado, con grupos de investigación articulados a redes nacionales e internacionales, mediante proyectos de cooperación científica y de formación del talento humano que soporte el logro de la visión institucional de la Fundación Hospital Infantil Napoleón Franco Pareja.

4.5.3 Misión del CID

El CID es una unidad estratégica de negocios del Hospital Infantil Napoleón Franco Pareja (Casa del Niño) sin personería jurídica, creada para desarrollar proyectos de investigación científica de alcance nacional e internacional en áreas estratégicas para la salud infantil y mediante la cooperación con redes de conocimiento. Profundizar los lazos de cooperación con las universidades nacionales e internacionales para el fortalecimiento de los programas de formación del talento humano de alta calidad que soporte el logro de la visión institucional.

4.5.4 Estrategias del CID

Para el logro del objetivo estratégico del CID se proponen las siguientes estrategias de acción:

4.5.4.1 Fortalecimiento institucional.

Por fortalecimiento institucional se entienden todas las actividades tendientes a consolidar las capacidades del CID en las áreas de:

- Sistemas de Información:
- Talento Humano
- Infraestructura física y científica.

4.5.4.2 Profundización de la cooperación científica.

Se procurará mantener y expandir los lazos de cooperación con centros nacionales e internacionales de desarrollo científico y tecnológico.

4.5.4.3 Articulación a redes de conocimiento.

El CID se articulará a redes de conocimiento y desarrollo científico en las áreas de la salud infantil.

4.5.4.4 Fortalecimiento de programas de formación de alta calidad.

El CID ofrecerá programas de educación continua de de alta calidad, de acuerdo a las necesidades del hospital y el sector salud.

4.5.4.5 Referenciación del desarrollo institucional para el logro del reconocimiento como centro de investigación por parte de Colciencias.

Se estructurará un proyecto para el reconocimiento del CID como centro de investigación de alta calidad por parte de Colciencias.

4.6 Modelo de Gestión Administrativa

El modelo de gestión administrativa se organiza alrededor de los procesos y subprocesos administrativos del macroproceso de Gestión de Recursos (Tabla 11).

Tabla 11. Procesos y subprocesos del Macroproceso de Gestión de Recursos, HINFP, Cartagena, 2016

PROCESOS	SUBPROCESOS
Gestión administrativa	Gestión de recurso humano
Gestión administrativa	Gestión de documentación y archivo
Gestión administrativa	Gestión tecnológica
Gestión administrativa	Gestión de compras y suministros
Gestión administrativa	Gestión de activos
Gestión del ambiente físico	Gestión de servicios generales
Gestión del ambiente físico	Gestión de mantenimiento hospitalario
Gestión del ambiente físico	Gestión ambiental
Gestión del ambiente físico	Gestión de salud ocupacional y bioseguridad

Para ello se genera una estructura organizacional que separa la gerencia administrativa de la financiera (Ilustración 16), permitiendo la concentración de esta en la búsqueda de objetivos que no se vean desviados o minimizados por las necesidades económicas de la institución, sino que recorran su propio camino hacia la optimización de los recursos y su uso eficaz en el cumplimiento de los objetivos institucionales.

Ilustración 16. Organigrama propuesto para la implementación del modelo de Gestión Administrativa, HINFP, Cartagena, 2016.

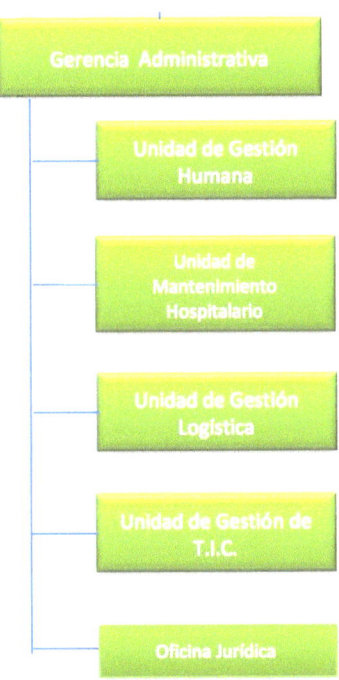

4.7 Modelo de Gestión Financiera

El modelo de gestión administrativa se organiza alrededor de los procesos y subprocesos financieros del macroproceso de Gestión de Recursos (Tabla 12).

Tabla 12. Procesos y subprocesos del Macroproceso de Gestión de Recursos, HINFP, Cartagena, 2016

PROCESOS	SUBPROCESOS
Gestión financiera	Gestión contable
Gestión financiera	Gestión de cartera
Gestión financiera	Gestión de pagaduría

PROCESOS	SUBPROCESOS
Gestión de producción	Gestión de mercadeo y contratación de servicios médicos
Gestión de producción	Admisiones
Gestión de producción	Facturación
Gestión de producción	Auditoría de cuentas médicas

Para ello se genera una estructura organizacional que separa la gerencia financiera de la administrativa (Ilustración 17), lo que la libra de las preocupaciones logísticas y la continua vista a los dos extremos del macroproceso: la consecución de los recursos y el uso eficiente de los mismos.

Ilustración 17. Organigrama propuesto para la implementación del modelo de Gestión Financiera, HINFP, Cartagena, 2016.

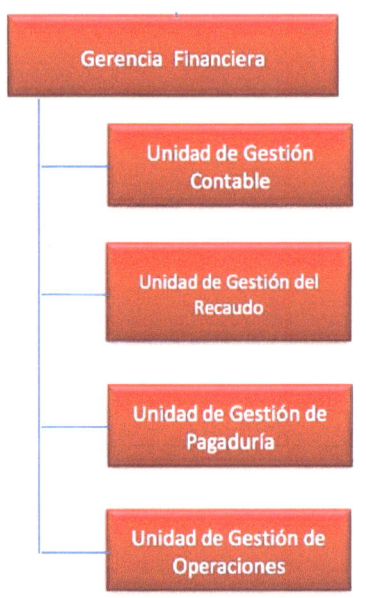

5 Plan de cargos

5.1 Estructura Orgánica del Hospital

En la Tabla 13 se puede observar el despliegue de la estructura organizacional descrita en el capítulo anterior en las diferentes áreas y unidades funcionales y dependencias que componen la superestructura del HINFP.

Tabla 13. Despliegue de la estructura organizacional del hospital en Unidades Funcionales y Dependencias. HINFP, Cartagena, 2016

Área funcional	Unidades funcionales	Dependencias
Dirección	Asamblea general de socios fundadores	
Dirección	Junta directiva	Comisión financiera
Dirección	Junta directiva	Comisión de desarrollo hospitalario
Dirección	Junta directiva	Revisoría fiscal
Dirección	Gerencia general	Secretaría general
Dirección	Gerencia general	Unidad de planeación y control
Dirección	Gerencia general	Unidad de investigación y docencia
Dirección	Gerencia general	Unidad de gestión social
Servicios	Gerencia de servicios médicos	Unidad de gestión hospitalaria
Servicios	Gerencia de servicios médicos	Unidad de gestión ambulatoria
Servicios	Gerencia de servicios médicos	Unidad de gestión de apoyo
Servicios	Gerencia de servicios médicos	Unidad de gestión farmacéutica
Servicios	Gerencia de servicios médicos	Unidad de gestión de urgencias
Servicios	Gerencia de servicios médicos	Unidad de gestión quirúrgica
Servicios	Gerencia de calidad	Unidad de auditoría médica
Servicios	Gerencia de calidad	Unidad de gestión de acreditación
Servicios	Gerencia de calidad	Unidad de epidemiología hospitalaria

Área funcional	Unidades funcionales	Dependencias
Logística	Gerencia administrativa	Unidad de gestión humana
Logística	Gerencia administrativa	Unidad de mantenimiento hospitalario
Logística	Gerencia administrativa	Unidad de gestión logística
Logística	Gerencia administrativa	Unidad de gestión de TICs
Logística	Gerencia administrativa	Oficina jurídica
Logística	Gerencia financiera	Unidad de gestión contable
Logística	Gerencia financiera	Unidad de gestión de recaudo
Logística	Gerencia financiera	Unidad de pagaduría
Logística	Gerencia financiera	Unidad de operaciones

Dada esta estructura, el organigrama planteado es el que se muestra en la Ilustración 18.

Ilustración 18. Organigrama propuesto para la operación del nuevo Hospital, HINFP, Cartagena, 2016

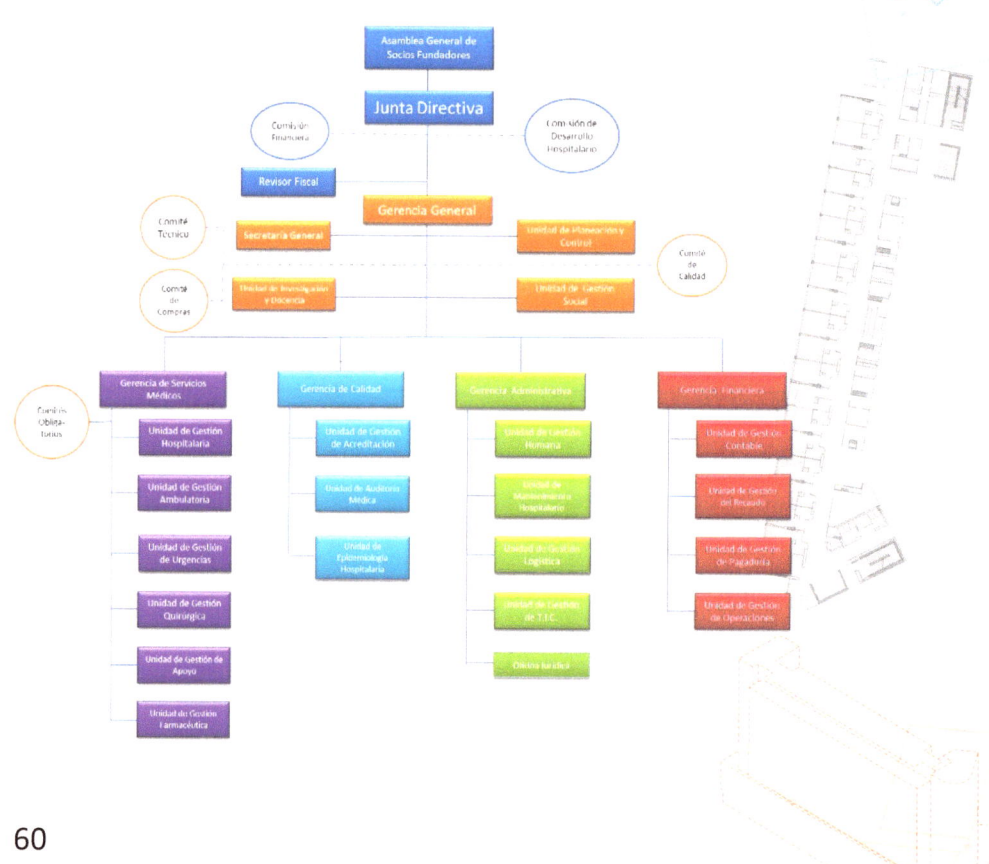

Queda a criterio de la Junta Directiva si se utiliza el término propuesto de "Gerencia", más apropiado a los responsabilidades asignadas, en lugar del actual "Dirección", que no refleja las verdaderas funciones y compromisos de los mismos.

5.2 Planta de personal administrativo

La planta del personal administrativo, con sus respectivos salarios y tipo de vinculación, sería la que sigue (Tabla 14):

Tabla 14. Planta de personal administrativo, desagregado por tipo de vinculación. HINFP, Cartagena, 2016.

TIPO DE VINCULACIÓN	ADMINISTRATIVO		
	Nº Cargos	SALARIO / HONORARIOS	Total Costo RRHH
PLANTA	67	$ 2.840.437	$190.309.288
DIRECTOR GENERAL	1	$ 17.000.000	$ 17.000.000
SUBDIRECTOR CIENTIFICO	1	$ 12.000.000	$ 12.000.000
SUBDIRECTOR ADMINISTRATIVO Y FINANCIERO	1	$ 12.000.000	$ 12.000.000
SUBDIRECTOR DE CALIDAD	1	$ 10.000.000	$ 10.000.000
GERENTE DE CLIENTES Y CUENTAS	1	$ 9.000.000	$ 9.000.000
AUDITOR MEDICO	3	$ 6.274.898	$ 18.824.695
JEFE DE UNIDAD DE GESTION OPERATIVA	1	$ 3.481.416	$ 3.481.416
JEFE UNIDAD DE UNIDAD ADMINISTRATIVA	1	$ 3.481.416	$ 3.481.416
JEFE UNIDAD GESTION DEL RIESGO	1	$ 3.481.416	$ 3.481.416
JEFE UNIDAD DE GESTION HUMANA	1	$ 3.481.416	$ 3.481.416
JEFE UNIDAD DE SISTEMAS Y TECNOLOGIA	1	$ 3.481.416	$ 3.481.416

TIPO DE VINCULACIÓN	ADMINISTRATIVO		
	Nº Cargos	SALARIO / HONORARIOS	Total Costo RRHH
JEFE UNIDAD DE DESARROLLO SOCIAL Y SIAU	1	$ 3.481.416	$ 3.481.416
JEFE DE UNIDAD FINANCIERA	1	$ 3.481.416	$ 3.481.416
CONTADOR	1	$ 3.270.000	$ 3.270.000
COORDINADOR DE ACTIVOS FIJOS Y COMPRAS	1	$ 3.270.000	$ 3.270.000
TESORERO (A)	1	$ 2.834.000	$ 2.834.000
INGENIERO DE SISTEMAS	1	$ 2.834.000	$ 2.834.000
COORDINADOR DE NOMINA Y CONTRATACION	1	$ 2.834.000	$ 2.834.000
ENFERMERA JEFE	2	$ 2.829.138	$ 5.658.275
COORDINADOR DE ADMISIONES	1	$ 2.533.727	$ 2.533.727
COORDINADOR (A) DE PLANEACION	1	$ 2.533.727	$ 2.533.727
COORDINADOR (A) DE COMUNICACIONES	1	$ 2.533.727	$ 2.533.727
COORDINADOR DE GESTION DOCUMENTAL	1	$ 2.533.727	$ 2.533.727
COORDINADOR OPERATIVO	1	$ 2.533.727	$ 2.533.727
TRABAJADOR (A) SOCIAL	2	$ 2.373.329	$ 4.746.658
ASISTENTE DE DIRECCION	1	$ 2.234.783	$ 2.234.783
COORDINADOR DE FACTURACION	2	$ 2.230.523	$ 4.461.046
MEDICO RURAL	2	$ 2.163.681	$ 4.327.362
ASISTENTE DE GESTION DOCUMENTAL	1	$ 1.738.411	$ 1.738.411
ANALISTA DE ACTIVOS Y COMPRAS	1	$ 1.626.226	$ 1.626.226
ANALISTA DE COMUNICACIONES	1	$ 1.626.226	$ 1.626.226
ANALISTA DE CARTERA	2	$ 1.626.226	$ 3.252.452
AUXILIAR DE ADMISIONES	2	$ 1.470.349	$ 2.940.697

TIPO DE VINCULACIÓN	ADMINISTRATIVO		
	Nº Cargos	SALARIO / HONORARIOS	Total Costo RRHH
TECNICO EN MANTENIMIENTO	1	$ 1.253.500	$ 1.253.500
ASISTENTE DE CALIDAD	1	$ 1.199.000	$ 1.199.000
ASISTENTE ADMINISTRATIVO	2	$ 1.186.015	$ 2.372.030
FACTURADOR	6	$ 1.183.289	$ 7.099.731
TECNICO DE SISTEMAS	1	$ 1.041.059	$ 1.041.059
AUXILIAR DE GESTION DEL RIESGO	1	$ 1.041.059	$ 1.041.059
AUXILIAR FINACIERO	1	$ 1.041.059	$ 1.041.059
AUXILIAR DE SERVICIOS GENERALES	6	$ 1.005.524	$ 6.033.146
AUXILIAR DE GESTION HUMANA	2	$ 984.502	$ 1.969.004
AUXILIAR DE CARTERA	1	$ 984.502	$ 984.502
APRENDIZ SENA-ETAPA PRODUCTIVA	3	$ 689.455	$ 2.068.365
ESTUDIANTE EN PRACTICA INGENIERIA AMBIENTAL	1	$ 689.455	$ 689.455
PRESTACION DE SERVICIOS	9	$ 4.565.933	$ 41.093.394
SISTEMAS	1	$ 9.800.000	$ 9.800.000
ASESOR DE DIRECCION	1	$ 8.608.550	$ 8.608.550
ASESOR JURIDICO	1	$ 6.764.844	$ 6.764.844
ARQUITECTA	1	$ 4.620.000	$ 4.620.000
INVESTIGADOR	5	$ 2.260.000	$ 11.300.000
SUMINISTRADO	51	$ 1.142.333	$ 58.259.001
AUDITOR	1	$ 4.000.000	$ 4.000.000
INGENIERO BIOMEDICO	1	$ 2.069.302	$ 2.069.302
ENFERMERA JEFE	3	$ 1.989.000	$ 5.967.000
TRABAJADOR (A) SOCIAL	3	$ 1.700.354	$ 5.101.061
ANALISTA DE GESTION HUMANA	1	$ 1.491.000	$ 1.491.000
INTRUMENTADOR (A) QUIRURGICO	1	$ 1.124.000	$ 1.124.000
AUXILIAR DE AUDITORIA	4	$ 1.010.353	$ 4.041.413
AUXILIAR OPERATIVO	1	$ 1.000.000	$ 1.000.000
FACTURADOR	13	$ 1.000.000	$ 13.000.000
AUXILIAR DE ADMISIONES	14	$ 977.818	$ 13.689.455
AUXILIAR DE CID	1	$ 819.520	$ 819.520

TIPO DE VINCULACIÓN	ADMINISTRATIVO		
	Nº Cargos	SALARIO / HONORARIOS	Total Costo RRHH
AUXILIAR DE ESTADISTICAS	1	$ 819.520	$ 819.520
SECRETARIA CLINICA	4	$ 767.091	$ 3.068.365
AUXILIAR DE CITAS	1	$ 689.455	$ 689.455
AUXILIAR DE ENFERMERIA	2	$ 689.455	$ 1.378.910
Total general	127	$ 2.280.801	$289.661.683

5.3 Planta de personal asistencial

La planta del personal asistencial (clínico), con sus respectivos salarios y tipo de vinculación, sería la que sigue (Tabla 15):

Tabla 15. Planta de personal asistencial (clínico), desagregado por tipo de vinculación. HINFP, Cartagena, 2016.

TIPO VINCULACION	ASISTENCIAL		
	Nº Cargos	SALARIO / HONORARIOS	Total Costo RRHH
MEDICO GENERAL	5	$ 2.752.208	$ 13.761.040
PSICOLOGO (A) CLINICO (A)	2	$ 2.300.000	$ 4.600.000
NUTRICIONISTA	1	$ 1.639.040	$ 1.639.040
ENFERMERA JEFE	41	$ 1.413.480	$ 57.952.661
FISIOTERAPEUTA	23	$ 1.352.078	$ 31.097.804
TECNICO DE RAYOS X	6	$ 1.300.000	$ 7.800.000
INTRUMENTADOR (A) QUIRURGICO	6	$ 1.127.864	$ 6.767.184
AUXILIAR DE SISTEMAS	1	$ 955.100	$ 955.100
AUXILIAR DE SERVICIOS FARMACEUTICOS	13	$ 913.527	$ 11.875.856
AUXILIAR FINACIERO	1	$ 903.213	$ 903.213
AUXILIAR DE ENFERMERIA	91	$ 752.251	$ 68.454.871
CAMILLERO	2	$ 700.000	$ 1.400.000
SECRETARIA DE RX	1	$ 689.455	$ 689.455
Total general	193	$ 1.077.183	$ 207.896.224

5.4 Estructura Salarial

El costo total de la nómina de personal, entonces, alcanzaría los $ 1.721.064.772, incluidas las dos empresas en las que se encuentra dividida el Hospital (Tabla 16) 83.2% de los cuales consumiría la nómina asistencial (personal clínico), como puede observarse en la Tabla 17 y la Tabla 18.

Tabla 16. Costo de la nómina de personal, por Empresa y tipo de personal. HINFP, Cartagena, 2016.

Empresa	Cantidad	Costo de RRHH
HINFP	**416**	**$ 1.288.048.080**
ADMINISTRATIVO	127	$ 289.661.683
ASISTENCIAL	289	$ 998.386.397
UCI	**129**	**$ 433.016.692**
ASISTENCIAL	129	$ 433.016.692
Total general	**545**	**$ 1.721.064.772**

Tabla 17. Costo total de la nómina de personal, por tipo de personal. HINFP, Cartagena, 2016.

Empresa	Cantidad	Costo de RRHH	% del Costo
ADMINISTRATIVO	127	$ 289.661.683	16,83%
ASISTENCIAL	418	$ 1.431.403.089	83,17%
Total general	**545**	**$ 1.721.064.772**	**100,00%**

Tabla 18. Costo total de la nómina de personal, por tipo y subtipo de personal. HINFP, Cartagena, 2016.

Tipo de Personal	Cantidad	Costo de RRHH	% del Costo
ADMINISTRATIVO	127	$ 289.661.683	16,83%
ADMINISTRACION	127	$ 289.661.683	16,83%

Tipo de Personal	Cantidad	Costo de RRHH	% del Costo
ASISTENCIAL	418	$ 1.431.403.089	83,17%
ADMINISTRACION	3	$ 8.403.213	0,49%
APOYO DIAGNOSTICO	12	$ 41.895.481	2,43%
APOYO TERAPEUTICO	17	$ 20.630.749	1,20%
CONSULTA EXTERNA	42	$ 275.706.365	16,02%
HOSPITALIZACION	225	$ 689.150.289	40,04%
QUIROFANO	54	$ 255.390.025	14,84%
URGENCIAS	65	$ 140.226.968	8,15%
Total general	545	$ 1.721.064.772	100,00%

Atendiendo a la forma de vinculación, el 46.8% de la nómina corresponde a personal de planta (11.1% administrativo y 35.7% asistencial), 37.8% a personal contratado por prestación de servicios (2.4% administrativo y 35.4% asistencial) y el restante 15.5% a personal suministrado a través de bolsas de empleo (3.4% administrativo y 12.1% suministrado).

Tabla 19. Costo total de la nómina de personal, por tipo y forma de vinculación. HINFP, Cartagena, 2016.

Tipo de Personal / Forma de Vinculación	Cantidad	Costo de RRHH	% del Costo
ADMINISTRATIVO	127	$ 289.661.683	16,83%
PLANTA	67	$ 190.309.288	11,06%
PRESTACION DE SERVICIOS	9	$ 41.093.394	2,39%
SUMINISTRADO	51	$ 58.259.001	3,39%
ASISTENCIAL	418	$ 1.431.403.089	83,17%
PLANTA	114	$ 614.310.139	35,69%
PRESTACION DE SERVICIOS	111	$ 609.196.727	35,40%
SUMINISTRADO	193	$ 207.896.224	12,08%
Total general	545	$ 1.721.064.772	100,00%

Esta distribución nos permite recomendar la puesta en marcha inmediata de un Plan de Formalización Laboral que minimice el riesgo de sanciones por parte del Ministerio de Trabajo.

6 Conclusiones y recomendaciones

6.1 Conclusiones

1. El Hospital Infantil Napoleón Franco Pareja es una de las instituciones prestadoras de servicios de salud más antiguas del país. En la actualidad es uno de los pocos hospitales pediátricos especializados con vocación exclusiva en el país y el único que queda en la costa atlántica, por lo tanto, se encuentra en una posición privilegiada en términos de capacidad de negociación y liderazgo en la prestación de servicios especializados.

2. Las actuales infraestructura y supraestructura del Hospital, no son las más adecuadas para el aprovechamiento óptimo de las ventajas competitivas y comparativas que le dan el ser el único hospital con vocación pediátrica exclusiva de la Región Caribe.

3. Ante la eventual ampliación de los servicios y el fortalecimiento de la infraestructura física del Hospital y de la UCI se genera la necesidad de reorientar el modelo de gestión de estas entidades y adecuar su estructura organizacional para asumir

una capacidad instalada y productiva mucho mayor.

4. La planeación estratégica y la gestión de la calidad deben encontrarse entre los objetivos y principales motores del desarrollo hospitalario, con miras a lograr y mantener el liderazgo del Hospital en el sector y la región.

5. El Centro de Investigación y Docencia -CID- del Hospital Posicionar al CID del Hospital, debe desarrollarse como una Unidad Estratégica que genere reconocimiento institucional por su contribución al desarrollo académico y científico del sector salud de la región y el país, al tiempo que aporta insumos técnicos y científicos para el fortalecimiento del modelo de prestación de servicios del Hospital.

6. Actualmente el Hospital cuenta con 545 colaboradores en total, de los cuales 127 están vinculados en las áreas administrativas y 418 en las áreas clínicas o asistenciales. De la totalidad del personal, 181 (33,2%) están en planta (67 en el área administrativa y 114 en la asistencial), 120 (22,0%) están contratados por prestación de servicios y 244 (44,8%) suministrados por temporalmente.

6.2 Recomendaciones

1. Establecer un nuevo modelo de gestión del Hospital Infantil Napoleón Franco Pareja y de la UCI Doña Pilar, en los términos establecidos en el presente estudio, para asumir los nuevos servicios y muy especialmente, alinearlo con su Planeación Estratégica y Gestión de la Calidad.

2. Implementar el mapa de procesos descrito en el presente estudio, estableciendo para ello la apropiación y asignación de los recursos necesarios y siguiendo la metodología de "hacer lo que está escrito y poner por escrito lo que se hace".

3. Implementar el modelo organizacional en los términos descritos en el presente estudio, a fin de hacer completamente funcional el modelo de gestión requerido para ajustar el funcionamiento del Hospital a la prestación de los nuevos servicios.

4. Estudiar la conveniencia de utilizar el término propuesto de "Gerencia", más apropiado a los responsabilidades asignadas a estos cargos, en lugar del actual "Dirección", que no refleja las verdaderas funciones y compromisos de los mismos.

5. Dotar al CID de las herramientas y recursos necesarios para el cumplimiento de su misión y el alcance de su visión, indispensables en el logro de

transformar el Hospital en una verdadera institución universitaria.

6. Elaborar los estudios requeridos para establecer un plan de formalización laboral, que blinde al hospital de eventuales sanciones por la no inclusión en la planta de personal del personal misional.

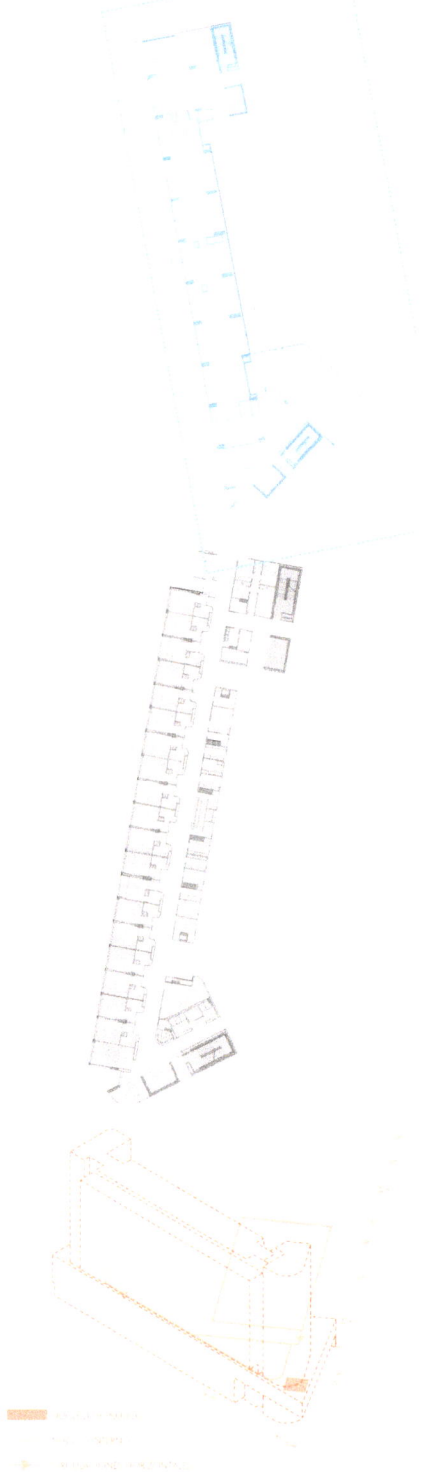

www.ingramcontent.com/pod-product-compliance
Lightning Source LLC
Chambersburg PA
CBHW051026180526
45172CB00002B/484